AF457028

GUIDE

DU MÉDECIN PRATICIEN

EN

ÉLECTRICITÉ MÉDICALE

PAR

LE DOCTEUR C. CASTETS
LAURÉAT DE LA FACULTÉ DE MÉDECINE
EX-INTERNE DES HOPITAUX DE TOULOUSE
CROIX DE GUERRE

PARIS
VIGOT FRÈRES, ÉDITEURS
23, RUE DE L'ÉCOLE-DE-MÉDECINE, 23

1917

PRIX : 1 franc.

GUIDE DU MÉDECIN PRATICIEN

EN

ÉLECTRICITÉ MÉDICALE

GUIDE
DU MÉDECIN PRATICIEN
EN
ÉLECTRICITÉ MÉDICALE

PAR

LE DOCTEUR C. CASTETS
LAURÉAT DE LA FACULTÉ DE MÉDECINE
EX-INTERNE DES HOPITAUX DE TOULOUSE.
CROIX DE GUERRE

PARIS
VIGOT FRÈRES, ÉDITEURS
23, RUE DE L'ÉCOLE-DE-MÉDECINE, 23

1917

A

MONSIEUR LE PROFESSEUR BERGONIÉ

En témoignage de respect et de reconnaissance.

AVANT-PROPOS

Les méthodes électriques de diagnostic et de traitement prennent de jour en jour une place plus importante dans la pratique médicale courante, Les Praticiens doivent donc avoir aujourd'hui des notions absolument nettes sur les services que peuvent leur rendre les rayons X et l'électricité médicale. Cette courte étude n'a pas d'autre but que de donner les indications et les résultats habituels de ces procédés très scientifiques d'examen et de traitement. Destiné à des médecins non spécialisés et pour en faciliter la lecture, ce travail sans aucun développement théorique est dépourvu de tous les termes généralement employés en électricité médicale.

GUIDE DU MÉDECIN PRATICIEN

EN

ÉLECTRICITÉ MÉDICALE

PREMIÈRE PARTIE

LE RAYON X EN MÉDECINE

Les rayons X, dont les diverses propriétés sont trop connues pour être rappelées ici, trouvent en Médecine une utilisation de la plus considérable valeur.

Ils sont tout d'abord employés comme moyen de diagnostic, et cette méthode précieuse se nomme le *Radiodiagnostic*.

Ils servent aussi au traitement d'un certain nombre de maladies, c'est la *Radiothérapie*.

I. — LE RADIODIAGNOSTIC

Le Radiodiagnostic comporte lui même deux procédés d'exploration de l'organisme humain.

L'un qui consiste à étudier sur un écran fluorescent l'image donnée par un faisceau de rayons X, sur le trajet duquel est disposée la région à examiner, se nomme la *Radioscopie*.

L'autre procédé est la *Radiographie* ou photographie d'une région donnée du corps placée sur le passage d'un faisceau de rayons X.

A. — LA RADIOSCOPIE

La Radioscopie joue dans la Médecine moderne un rôle considérable. Elle est bien supérieure aux méthodes cliniques (percussion, auscultation, etc.) et est indispensable pour l'établissement d'un diagnostic complet et précis dans un très grand nombre de cas. Elle apporte *toujours* à l'ensemble des signes donnés par l'examen clinique des renseignements extrêmement certains et dont la nécessité n'a plus besoin d'être démontrée. Elle permet non seulement *la vue* des organes mêmes, mais cette vue n'est pas fixe et sans vie. C'est un merveilleux cinématographe sur l'écran duquel on voit agir les organes, respirer le poumon, battre le cœur, se contracter l'estomac.

La Radioscopie trouve en effet son véritable et plus précieux emploi dans l'examen des organes thoraciques et abdominaux. Nous allons les passer en revue.

Appareil respiratoire

La Radioscopie donne des renseignements complets sur la transparence, le *dessin*, les mouvements du poumon et du diaphragme. Elle permet le diagnostic de certaines ectasies bronchiques. Elle fournit des indications sûres sur les ganglions trachéobronchiques dont l'état est si utile à connaître chez l'adulte comme chez l'enfant.

Elle donne, dans les maladies aiguës ou chroniques du poumon et de la plèvre, des ensembles de signes qui permettent de préciser un diagnostic incertain (pneumonies diverses, sclérose pulmonaire, gangrène, abcès, kystes, tumeurs du poumon, pleurésies diverses, etc.).

Mais la maladie où cette méthode est véritablement sans égale est la tuberculose pulmonaire. Elle permet en effet de déceler cette terrible affection tout au début de son apparition, alors que les signes cliniques sont peu nombreux ou sans significations nettes.

Appareil circulatoire

La Radioscopie (et ses divers procédés opératoires) fournissent sur le cœur des renseignements extrêmement précis, sur sa forme, ses dimensions exactes, la densité de ses parois et l'énergie de ses contractions. L'on comprendra sans peine que, de ces faits, les lésions du cœur et du péricarde sont considérablement éclaircies.

La Radioscopie joue également un très grand rôle dans le diagnostic des affections de l'aorte. Seule elle permet l'étude de la forme, des dimensions exactes, de la densité et de l'élasticité des parois de ce vaisseau. Sans cette méthode beaucoup d'ectasies aortiques grosses ou petites passeraient inaperçues.

Enfin, elle donne une vision nette du médiastin et permet d'en déceler les diverses tumeurs (carcinomes, sarcomes, ganglions).

Appareil digestif

En ce qui concerne l'œsophage, la radioscopie permet d'en apprécier et d'en diagnostiquer d'une façon irréfutable, les troubles fonctionnels, les sténoses, les diverticules et les dilatations.

Plus précieuse est-elle encore si possible pour le diagnostic des affections gastriques.

Beaucoup de gastropathies ne sont que des manifestations de l'ulcère et du cancer (si souvent méconnus et si utiles à diagnostiquer dès le début). Beaucoup ne sont aussi que des affections réflexes (hystérie, neurasthénie) ou bien encore le retentissement de quelque maladie générale (hépatique, pulmonaire, etc.). Dans tous ces cas très délicats comme dans ceux plus faciles à apprécier de dyspepsies (atonique, hypertonique, par fermentations), la radioscopie donne un faisceau de symptômes qui bien interprétés apportent une aide sans égale pour la précision et la vérité du diagnostic. Elle permet, en effet, de connaître la forme, la situation, la longueur, la grandeur de cet organe. Elle permet d'en saisir le fonctionnement et d'apprécier les divers troubles qui peuvent se produire dans sa contraction et dans son évacuation.

La radioscopie donne des indications utiles dans les affections intestinales (intestin grêle et gros intestin).

Elle renseigne également sur la forme et le volume du foie et contribue au diagnostic des diverses affections de cet organe (abcès, kystes, tumeurs).

B. — LA RADIOGRAPHIE

La radiographie fut d'abord employée pour la *recherche des corps étrangers.* Elle permet, en effet, de les retrouver rapidement, d'en indiquer la situation exacte. Elle facilite ainsi singulièrement la besogne du chirurgien.

Elle rend des services considérables pour l'examen du *squelette* et des *articulations.*

Elle renseigne d'une manière précise et sûre sur toutes les lésions possibles de ces systèmes. Qu'il s'agisse d'une ostéite, d'une ostéomyélite, d'une tuberculose, d'une syphilis ou d'une tumeur osseuse, elle permet toujours d'en faire le diagnostic, d'aider à en poser le pronostic et à tenter un traitement utile.

Dans tous les cas de fracture ou de luxation, son aide est précieuse. Le diagnostic, on le sait, en est parfois fort difficile, même pour le plus expérimenté des chirurgiens. Pour aussi compétent qu'il puisse être, il ne pourra jamais se rendre un compte absolument exact du traumatisme par les méthodes purement cliniques et il est fatal que certains détails lui échappent, même s'il s'agit d'une fracture très commune ; une simple et bonne radiographie lui permettra d'en faire un diagnostic complet et vrai. Elle lui en indiquera les facilités de réduction et les moyens de traitement les meilleurs à employer. Elle l'autorisera à porter un pronostic sûr. D'autre part, de quelle ressource ne lui sera-t-elle pas, cette méthode, pour savoir si la réduction est bien faite et le membre en bonne position dans l'appareil ? Quel grand service ne lui rendra-t-elle pas encore, cette radiographie, lorsqu'il devra rendre sa liberté au membre blessé et autoriser son fonctionnement? Ne lui indiquera-t-elle pas le moment exact où en est le membre dans sa réparation? Tout ceci t aujourd'hui d'autant plus indispensable que nombreux sont les blessés qui traînent en justice leur médecin et lui reprochent, soit un examen superficiel, soit une erreur de diagnostic, ou bien un manque de contrôle du traitement ou encore un appareil mal appliqué. Il faut bien savoir également que dans tous ces cas trop fréquents aujourd'hui, l'absence de radiographie est considérée comme une *faute grave* par les tribunau x.

Nombre de luxations ne peuvent être exactement reconnues que par la radiographie. La luxation du carpe par exemple, qui entraîne une impotence fonctionnelle si marquée et si importante, risque fort sans radiographie de passer inaperçue; par exemple encore, la luxation de la hanche risque de se produire si le sourcil cotiloïdien est fracturé. Le cliché renseigne également dans ce cas sur une fracture possible de l'os iliaque qui pourrait singulièrement compliquer les manœuvres de réduction.

La radiographie a un rôle de tout premier plan en *orthopédie* où elle renseigne sur les lésions et les déformations exactes et où elle permet de contrôler le traitement après application de chaque appareil.

Bien que l'on préfère généralement la radioscopie à la radiographie pour *l'examen des organes thoraciques et abdominaux*, il peut être utile en certains cas de fixer sur la plaque photographique des aspects particulièrement remarquables de ces appareils. La puissance des installations actuelles permet de prendre des instantanés trés intéressants des poumons, cœur, estomac, etc.

La radiographie est encore employée pour le diagnostic des affections du *rein* et des *organes urinaires*. Elle est alors surtout utilisée pour la recherche de calculs néphrétiques ou vésicaux. Mais elle est cependant capable *en certaines conditions* de donner quelques renseignements sur la forme, le volume et la position du rein.

Elle est souvent utilisée en *Obstétrique*. Elle donne à l'accoucheur des renseignements importants sur la présence ou la non-existence du fœtus, sur la position du fœtus et sur la forme et les dimensions du bassin maternel.

Les *Stomatologistes* ont enfin recours à cette méthode pour préciser la déformation ou l'implantation de certaines dents, l'existence de dents incluses, l'orientation de la dent de sagesse, la présence de kystes dentaires, etc.

II. — LA RADIOTHÉRAPIE

Les rayons X ont la remarquable propriété d'agir d'une façon d'autant plus puissante sur les cellules que celles-ci présentent une activité reproductrice plus grande, que celles-ci présentent un type plus embryonnaire, que celles-ci enfin ont une morphologie et des fonctions moins définitivement fixées (loi de Bergonié-Tribondeau).

Cancers

Dans ces conditions, il est très facile de comprendre que les rayons X ont une action considérable, parce qu'élective, sur les *cellules cancéreuses*.

On leur doit en effet la guérison complète de beaucoup

de sarcomes, d'un certain nombre d'épithéliomas. On leur doit aussi chez des malades opérés, la disparition de nodules de récidive, la cicatrisation d'ulcérations rebelles et dans les cas les moins favorables la disparition ou l'atténuation des douleurs, la suppression des sécrétions fétides et de ces faits même une amélioration de l'état général.

Parmi les néoplasmes épithéliaux où le rayon X est tout à fait indiqué, il faut citer l'épithélioma cutané, qui guérit parfaitement et radicalement; les tumeurs du tube digestif, où la radiothérapie a un rôle curatif, mais surtout palliatif, considérable ; les tumeurs du sein, dont le rayon X permet d'éviter ou d'éloigner la récidive; les néoplasmes utérins, où l'on obtient par cette méthode une survie assez longue.

Le sarcome est extrêmement sensible aux rayons X. Dans tous les cas de néoplasmes de ce genre inopérables, il faut essayer la radiothérapie. L'on en obtiendra parfois des résultats absolument inespérés. Si le néoplasme est opérable, il faudra, aussitôt que possible après l'intervention, commencer un traitement radiothérapique.

Qu'il s'agisse en effet de sarcomes ou d'épithéliomas, le *devoir* du médecin est formel — le mot *devoir* n'est pas trop gros, car c'est aujourd'hui une règle absolument fixée. Il faut, la tumeur enlevée, dans la plaie même ou tout au moins dès cicatrisation suffisante de celle-ci, faire des séances de radiothérapie. Sans doute, dans *tous* les cas, la guérison sans récidive ne peut être ni affirmée ni promise : on l'obtiendra parfois, on obtiendra toujours soit un éloignement dans l'apparition de la récidive, soit une récidive limitée permettant facilement son exérèse.

Dans certains cas de tumeurs à marche très rapide, il

pourra parfois être utile de faire avant l'intervention une ou deux séances de rayons X. Il est quelquefois possible d'obtenir ainsi une atténuation de la malignité du néoplasme.

Comme on le voit, les indications de la radiothérapie dans le cancer sont très larges (tous les épithéliomas et sarcomes inopérables et opérés), au contraire de celles du radium, dont l'emploi, jusqu'ici assez inconnu, semble le réserver, pour le traitement des tumeurs situées en certaines cavités (comme celle de l'amygdale, celles du col utérin) où il donne d'excellents résultats.

En cette brève revue de la thérapeutique du cancer, nous croyons avoir montré que la radiothérapie n'a nullement l'ambition de remplacer la chirurgie : elle a seulement la prétention légitime de lui apporter un secours précieux et de contribuer pour une large part à la guérison totale du patient. Enfin en des cas où le bistouri est impossible, elle peut apporter parfois la guérison, toujours une amélioration nette et une survie réelle.

Fibrome

La radiothérapie est, à l'heure actuelle, couramment employée dans le traitement du fibrome. Elle trouve sa véritable indication chez les femmes ayant au moins trente-huit ans (et au-dessus). Elle fait *toujours* (à de très rares exceptions près) disparaître les hémorragies, amène une réduction de volume de la tumeur et exerce une influence très utile sur les symptômes habituels (douleurs, etc.)

La radiothérapie est également capable de tarir assez

vite *les pertes* considérables et prolongées qui se produisent parfois chez la femme au moment de la ménopause.

Affections de la peau

Cette méthode de traitement a pris dans ces maladies une place des plus importantes. Les principales affections où elle est employée sont le psoriasis, l'eczéma, l'acné, les prurits, le lichen, le sycosis, la pelade, l'hypertrichose, les verrues, les cors, les chéloïdes, le zona, etc., etc.

Dans la tuberculose cutanée, le rayon X a une action curative très nette. La guérison radicale peut être obtenue dans beaucoup de cas : certains autres sont si grandement améliorés qu'une irradiation de temps à autre, suffit pour maintenir un état très satisfaisant.

Affections du système lymphatique

Les rayons X ont une puissante action sur les *adénopathies*, qu'elles soient *aiguës* ou *chroniques* (tuberculeuses). C'est dans les adénites à évolution lente, sans trop de tendance à la suppuration, que la radiothérapie a l'action la plus rapide. Cependant, dans le cas où l'adénite est arrivée au stade de suppuration, on obtient encore de beaux succès par la radiothérapie, bien entendu après évacuation des foyers purulents. Cette méthode est encore formellement indiquée chez les malades où des ulcérations multiples font communiquer avec l'extérieur des clapiers purulents. Elle produit encore d'excellents effets sur les fistules persistantes : un petit nombre de séances peuvent amener leur cicatrisation totale et définitive.

Les deux formes de *leucémie* sont le plus souvent très améliorées par les rayons X. Sans doute ces améliorations ne sont que temporaires, mais dans des affections où le dénouement est toujours fatal, une survie parfois assez longue (quatre ou cinq ans) constitue un réel succès.

Dans les *lymphadénies* et *splénomégalies* (aleucémiques), les résultats donnés par la radiothérapie sont très intéressants. On a pu par cette méthode obtenir un certain nombre de guérisons : on n'obtient le plus souvent qu'un temps d'arrêt dans la marche de la maladie, mais ce temps peut être long.

Goitre exophtalmique

Le goitre exophtalmique est presque toujours traité aujourd'hui par la radiothérapie. Elle calme assez vite les symptômes nerveux et la tachycardie. Elle améliore l'état général : Elle peut *parfois* faire disparaître l'exophtalmie et entraîner une diminution de volume du goitre.

Affections du système nerveux

La radiothérapie a été enfin employée (Babinsky) dans la syringomyélie, dans certaines inflammations méningées, dans la sclérose en plaques, dans la paralysie générale. Elle calme les douleurs fulgurantes des tabétiques, et peut donner quelques améliorations dans certains cas de névralgies très rebelles.

DEUXIÈME PARTIE

L'ÉLECTRICITÉ MÉDICALE

La Médecine contemporaine utilise l'Électricité soit comme procédé de diagnostic, soit comme méthode de traitement.

La première méthode s'appelle comme il est naturel l'*Électrodiagnostic*.

La thérapeutique qui emploie les différentes formes de l'électricité pour le traitement des maladies se nomme l'*Électrothérapie*.

I. — L'ÉLECTRODIAGNOSTIC

L'Électrodiagnostic consiste *principalement* dans l'examen électrique des nerfs et des muscles. La réponse du nerf ou du muscle à l'excitation électrique est, en cas de lésion du système nerveux ou musculaire, extrêmement variable. Elle peut présenter des modifications quantitatives et qualitatives assez nombreuses ; convenablement interprétées, ces modifications permettent de savoir si le nerf ou le muscle examiné présentent ce qu'on est convenu d'appeler *la réaction de dégénérescence*.

Cette réaction de dégénérescence peut être complète ou partielle. Sa signification médicale varie avec son degré de gravité, avec sa marche aussi qui peut être progressive ou régressive.

Tous les médecins connaissent aujourd'hui la grande utilité de l'Électrodiagnostic. Cette méthode est aussi fréquemment utilisée dans toutes les maladies qui frappent directement ou indirectement le système nerveux ou musculaire que le sérodiagnostic l'est dans la fièvre typhoïde. Dans beaucoup de cas d'ailleurs, elle prime tous les autres procédés d'examen et l'on ne saurait se passer des renseignements qu'elle est seule capable de donner.

Elle permet en effet d'établir un diagnostic sûr et complet : dans un cas de paralysie par exemple, elle indiquera parmi les troubles moteurs ceux qui sont d'origine organique, ceux qui sont fonctionnels. Son utilité n'est pas moins grande pour porter un pronostic certain : voici par exemple un cas de paralysie faciale. L'électrodiagnostic bien fait permettra de savoir tout de suite si l'affection est légère et si elle peut guérir au bout de quinze jours ou trois semaines, si au contraire elle est sérieuse et si sa guérison nécessitera un traitement minimum de deux mois, si, enfin, elle est grave et s'il est possible de prévoir le retour de la motilité au bout de six mois. L'Électrodiagnostic permettra enfin de prévoir l'apparition de la contracture. Il est enfin impossible sans cette méthode d'établir un traitement sur une base logique. Dans toutes les maladies qui frappent directement ou par contre-coup le système nerveux ou musculaire, dans tous les traumastismes qui intéressent plus ou moins nerfs et muscles, le médecin peut se baser seulement et uniquement sur les résultats de l'examen électrique pour instituer sa thérapeutique et pour en prévoir les effets. Il faut bien savoir d'autre part que les divers courants utilisés en électrothérapie ont des propriétés différentes et des indications précises. On ne peut les employer au petit bonheur chez un malade sans faire courir à ce dernier des risques graves ou en tout cas sans aggraver considérablement son état (apparition de contractures permanentes ou d'atrophies définitives). Toute paralysie faciale par exemple (avec réaction de dégénérescence), traitée par le courant faradique, se complique presque forcément de contractures. Il résulte de ces faits qu'un praticien non spécialisé et n'ayant pas une grande pratique de l'électrodiagnostic sera dans de mauvaises conditions pour entreprendre un traitement électrique sinon utile du moins inoffensif.

II. — L'ÉLECTROTHÉRAPIE

L'Électrothérapie actuelle utilise un certain nombre de modalités électriques avec une intensité relativement considérable. Aussi nécessitent-elles pour leur production et leur utilisation des sources puissantes, des modificateurs de courant d'une précision parfaite, des transformateurs à marche très constante, une foule d'autres appareils d'une régularité sans égale. L'on comprendra dès lors sans peine qu'une installation fixe est seule capable de réunir et d'utiliser cet outillage délicat et complexe.

Les principales formes d'énergie électriques utilisées en médecine sont :

1° Le courant *galvanique* (sous sa forme normale et ses

formes modifiées), employé aussi dans les méthodes appelées *ionisation* et *électrolyse* ;

2° Le courant *faradique* (sous sa forme normale et ses formes modifiées), employé aussi dans la *méthode de Bergonié*;

3° Les courants de haute fréquence (utilisés en tension et quantité), utilisés aussi dans la méthode appelée *diathermie;*

4° Le courant franklinien ou électricité statique.

Toutes ces modalités électriques produisent des effets physiologiques très différents. Il serait trop long de les rapporter ici. Elles ont leurs indications propres qui sont susceptibles d'intéresser seulement le médecin spécialisé. Nous les négligerons pour rappeler seulement à propos de chaque groupe de maladies celles qui sont soit guéries, soit améliorées par cette méthode puissante et précise qu'est l'Électrothérapie.

Avant de commencer cette revue, nous désirons faire une observation très générale : dans la plupart des cas, les traitements électriques doivent être très prolongés. Un mieux sensible suit d'ailleurs les premières séances et va chaque jour s'accentuant davantage, mais la guérison complète demande le plus souvent assez de temps.

Nous désirons aussi certifier que l'électrothérapie ne veut nullement bouleverser les méthodes thérapeutiques employées jusqu'à présent pour soulager et guérir notre misérable humanité.

Cependant, il faut bien savoir que dans un certain nombre de cas l'électricité apporte une aide puissante aux procédés habituels et complète admirablement régimes et médicaments, que dans beaucoup d'autres elle constitue la seule thérapeutique utile possible. Il faut bien savoir enfin que très souvent l'électrothérapie est la méthode qui donne les meilleurs et les plus remarquables résultats.

Maladies de la nutrition

Nous diviserons ces affections en deux grands groupes que nous étudierons successivement.

a) Maladies dues a un ralentissement de la désassimilation. — Toutes les affections et tous les états qui relèvent de l'*arthritisme* trouvent dans certains traitements électriques une thérapeutique d'une puissance inconnue jusqu'à ce jour et dont les résultats sont éclatants. La cause en est simple. Ces modalités électriques sont en effet capables de transformer complètement les processus d'assimilation et de désassimilation d'un organisme arthritique. L'activité vitale des cellules est pour ainsi dire excitée par certaines formes d'électrothérapie : il est facile d'en trouver la preuve dans l'augmentation du coefficient respiratoire, dans la modification du coefficient d'assimilation pour les divers aliments, dans le développement du système musculaire, dans la diminution des réserves graisseuses, dans le meilleur fonctionnement de l'appareil vaso-moteur. La nutrition de l'arthritique, son état général aussi, sont donc profondément et heureusement modifiés par les traitements électriques.

Ces excellents effets sont obtenus sans aucune fatigue avec une amélioration très nette de la circulation et une modification extrêmement favorable de l'état nerveux.

Les traitements électriques tendent à devenir de jour en

jour la thérapeutique de choix de l'arthritisme et de ses manifestations. Ils n'ont certes nullement la prétention de vouloir se substituer au régime et aux règles hygiéniques considérés jusqu'ici comme les modificateurs les plus utiles de l'état arthritique. Ils veulent simplement leur apporter un complément que rien ne saurait remplacer et leur donner un coup d'épaule, si l'on peut dire, d'une puissance d'une efficacité sans égale.

La faradisation généralisée (méthode de Bergonié), utilisée dans l'*obésité*, permet d'obtenir une baisse de poids variable sans aucun doute, mais qui peut atteindre 550 grammes par jour chez les obèses robustes, ce qui, à la fin de la période active du traitement (trente à quarante jours), donne une diminution de 15 à 20 kilogrammes. Chez les obèses peu vigoureux où l'on a intérêt à aller plus lentement, la chute de poids atteint encore ce chiffre, mais alors en trois ou quatre mois. Le traitement électrique modifie profondément l'état général de l'obèse et lui donne une sensation de vigueur et un besoin de mouvement et d'action tout particulier. C'est que la faradisation généralisée, si elle fait disparaître la graisse, développe progressivement le système musculaire et ne tarde pas à rendre au sujet toute son activité tant physique que psychique. Il faut en effet noter tout particulièrement cette amélioration de l'état mental. Ajoutons enfin que ces traitements électriques sont totalement indolores et très peu pénibles à supporter en ce sens qu'ils permettent de suivre sans souffrances un régime de réduction fort sévère (indispensable pour maigrir). Jamais en effet on ne constate avec la faradisation généralisée les troubles d'inanition qui forcent si souvent les obèses à abandonner un traitement uniquement basé sur le rationnement de la nourriture. Nous ne saurions trop au contraire affirmer que l'obèse traité par une thérapeutique appropriée, c'est-à-dire électricité et régime sévère, devient en même temps que plus léger, plus robuste, plus actif et plus énergique.

Les *rhumatisants chroniques* se trouvent très bien de l'électrothérapie, qui permet un exercice musculaire intense sans mobilisation, donc sans traumatisme des articulations douloureuses, et qui a en outre pour résultat de modifier la nutrition du sujet ainsi que d'aider à la modification des lésions.

Chez les *goutteux*, diverses méthodes électriques permettent d'obtenir la diminution des douleurs et des trophiques et une amélioration très notable de l'état général.

Les *lithiases rénales et biliaires* relèvent également du traitement électrique qui vient aider considérablement la thérapeutique généralement utilisée.

Enfin le *diabète* dans sa forme arthritique se trouve souvent amélioré par la faradisation généralisée ou ergothérapie passive,

b) Maladies par ralentissement de l'assimilation. — Les nombreux états déficitaires de l'organisme se traduisant par de l'anémie, de l'atonie, de l'atrophie générale, de l'asthénie trouvent dans les procédés électriques une médication incomparable. Adjoint à un régime et, si besoin est, à une thérapeutique appropriée, ces modalités électriques transforment complètement la nutrition défectueuse du patient et parviennent à établir chez lui la prédominance des processus d'assimilation sur ceux de désassimilation. Sans aucune fatigue pour le malade la faradisation généralisée stimule les grandes fonctions de l'organisme. Elle produit sur tout le système musculaire une action trophique considérable. Elle arrive ainsi à augmenter assez vite le capital d'albumine vivante du malade et lui redonne une nouvelle vitalité. Parmi les très nombreuses indications de cette méthode de Bergonié, il faut signaler un certain nombre de pseudo-anémies et d'anémies vraies, les arrêts de développement chez les adolescents, les *maigreurs* par manque de vitalité qui frappent certains individus dépourvus de toute affection organique décelable, les convalescences interminables chez des sujets qui ne peuvent arriver à se rétablir d'une affection aiguë (grippe par exemple), la dénutrition survenant chez certains pseudo-dyspeptiques se nourrissant mal, les asthénies qui enlèvent à certains sujets toute possibilité d'effort et d'énergie.

Maladies du système articulaire et osseux

Comme il est naturel, après tout ce que nous avons écrit plus haut, le *rhumatisme aigu* trouve dans l'électrothérapie associée ou non au traitement médicamenteux un moyen de guérison très rapide. La médication électrique faite systématiquement entre les crises apporte au régime une aide précieuse pour éloigner ou empêcher toute nouvelle crise.

Les *rhumatismes* ou *pseudo-rhumatismes* d'origine *infectieuse* trouvent dans les divers procédés électriques une amélioration manifeste ainsi que la sédation des douleurs.

Certaines formes d'*hydarthrose* ont été traitées avec succès par l'électrothérapie.

Enfin l'on a utilisé avec de très beaux résultats certaines

modalités électriques pour le traitement d'ankyloses fibreuses et d'empâtement pré-articulaires de diverses origines.

Maladies de l'appareil circulatoire

L'électrothérapie, grâce à certaines de ces modalités, a une influence très heureuse sur le système circulatoire. A ce titre elle a aujourd'hui tendance à prendre de plus en plus de place dans le traitement des affections du cœur et des gros vaisseaux. Elle n'a certes pas la prétention de remplacer la thérapeutique traditionnelle des cardiopathies. Mais ces médications sont en train de se modifier et d'évoluer et ne dédaignent point de trouver dans le plus puissant des agents physiques, l'électricité, une aide singulièrement utile. Il faut bien savoir, en effet, que certaines modalités électriques sont capables de favoriser le fonctionnement du système cardio-vasculaire. Elles activent la circulation veineuse et du même coup entraînent une diminution considérable des résistances vasculaires périphériques. En produisant cette dilatation des vaisseaux superficiels, l'électrothérapie apporte une aide réelle au travail du cœur et régularise de ce fait la circulation centrale. Enfin par l'amélioration des circulations locales, le traitement électrique obtient la disparition de certains œdèmes et le réchauffement des extrémités. Dans ces conditions, il est très évident que la plupart des cardiopathies trouvent un complément de première utilité dans les divers procédés électrothérapiques qui sont d'ailleurs sans aucun danger et peuvent être faits même chez des malades en état d'hyposystolie ; seule la crise d'asystolie semble être une contre-indication au traitement.

En outre de l'amélioration fonctionnelle très nette, en outre d'un relèvement très notable de l'état général, les résultats obtenus par l'électrothérapie dans les maladies du cœur se traduisent aussi soit parfois par une disparition de certains souffles, soit le plus souvent par une diminution du volume du cœur.

Il faut d'autre part soigneusement noter que l'influence des traitements électriques est très spéciale, presque spécifique, sur la pression artérielle. Chez les hypertendus à forte pression, on observe une diminution parfois très importante de cette pression, tandis que chez les sujets normaux l'influence de l'électricité ne s'exerce pour ainsi dire pas. Chez les hypotendus enfin, il est possible par des traitements appropriés de relever la pression artérielle à un chiffre normal.

Traités électriquement, *les ulcères variqueux* ne tardent pas à présenter des granulations du meilleur augure et guérissent généralement bien.

Enfin les *angiomes* peuvent être radicalement guéris par l'électrothérapie.

Maladies de l'appareil digestif

L'électricité est appelée à jouer un rôle de plus en plus considérable dans le traitement des gastropathies. N'est-elle pas en effet capable de faire disparaître ou d'atténuer les phénomènes nerveux qui jouent chez tant de malades un rôle considérable ? N'agit-elle pas sur la musculature même de l'estomac et de ce fait même sur le chimisme gastrique ?

N'a-t-elle pas une puissante action sur les muscles de la

sangle abdominale ? Il n'est nullement surprenant que l'on obtienne par des traitements électriques bien faits d'excellents résultats dans une foule de maladies de l'estomac ? Sans aucun doute l'électrothérapie ne vise à remplacer ni le régime ni même certains médicaments utilisés habituellement, mais elle leur apporte une aide de tout premier ordre ; elle agit en effet sur l'hyper ou l'hypotonicité de l'estomac, elle agit utilement sur beaucoup de dilatation, elle peut faire disparaître certains symptômes comme les vomissements, la constipation, les sensations de pesanteur et de gonflement, certaines douleurs, etc. Ses indications sont donc ici encore multiples et nombreuses. Elle constitue une arme des plus précieuses qui vient renforcer la thérapeutique médicale des gastropathies et lui permettre de lutter avec avantage sur ce terrain contre l'envahissement de la chirurgie.

Disons encore que certaines modalités électriques peuvent améliorer la *paralysie du voile du palais* (à la condition que celle-ci ne soit pas d'origine encéphalique ou bulbaire), guérir l'*œsophagisme idiopathique* et traiter avec chance de succès certains *rétrécissement œsophagiens* (non néoplasiques bien entendu).

Notons enfin que les *vomissements incoercibles* qui accompagnent certaines grossesses disparaissent sous l'influence des traitements électriques.

Il résulte de ce que nous avons écrit plus haut que certaines formes de *constipations* légères ou graves (atoniques ou spasmodiques) sont extrêmement améliorées par l'électrothérapie. Il n'est donc pas étonnant que la colite muco-membraneuse (par constipation) soit très rapidement et très complètement guérie par l'électricité.

Nous ne dirons qu'un mot de l'*occlusion intestinale*, où, tous les médecins le savent, le lavement électrique constitue une méthode, non opératoire de choix.

Dans certaines affections du gros intestin, l'électricité se montre très utile : les *parésies du sphincter anal* sont vite guéries par elle. Les *hémorroïdes* sont très améliorées, les *fissures sphinctéralgiques* souvent guéries sans rechutes, enfin le *prurit anal* est presque toujours très atténué.

Ajoutons enfin que l'on a utilisé avec le plus vif succès l'électrothérapie pour le traitement des *ptoses abdominales*.

Maladies du système nerveux moteur et sensitif

L'électrothérapie a été de tous temps utilisée et avec le succès le plus légitime et le plus considérable dans les affections du système nerveux. Dans un grand nombre d'entre elles les traitements électriques donnent des résultats merveilleux. Nous répéterons seulement que pour les obtenir il faut une certaine persévérance.

Employée chez les *hémiplégiques*, l'électrothérapie ne peut certainement refaire les tissus morts, mais elle peut favoriser la réparation des tissus malades et préserver les muscles de l'atrophie qui ne tarderait pas à suivre leur inaction. Elle donne donc toujours un résultat utile, mais dont l'importance est *très variable* suivant les cas.

Les traitements électriques amènent dans la *paralysie infantile* une amélioration considérable, souvent même de véritables guérisons (fonctionnelles tout au moins), mais ils doivent être poursuivis durant des mois et même des années. On peut l'affirmer aujourd'hui : l'électrothérapie faite d'une manière appropriée et persévérante est le seul et le vrai traitement médical possible de la paralysie infantile.

Chez les *tabétiques*, on obtient dans 10 0/0 des cas une amélioration très notable. Le plus souvent cependant le mieux obtenu est léger et porte surtout sur certains symptômes (douleurs, troubles oculaires, faiblesses des membres).

Dans les *névrites*, le traitement électrique fait merveille à la condition d'être bien fait et d'être poursuivi longtemps. Dans les *polynévrites*, il en est de même à la condition, bien entendu, de supprimer la cause du mal (alcool, plomb, etc.).

Les *paralysies périphériques* se trouvent généralement très bien de l'électrothérapie. La paralysie faciale, les paralysies du radial, du cubital, du médian, du sciatique et du crural sont toujours très améliorées et souvent guéries par cette méthode.

L'électricité a donné de très beaux succès dans les *névralgies*. Elle permet souvent dans la névralgie faciale ou du trijumeau d'éviter des opérations délicates : elle agit alors d'une manière progressive, *usant*, si l'on peut dire, la maladie et entraînant une diminution des douleurs et finalement leur disparition. Dans beaucoup de cas même très anciens on peut obtenir par cette méthode une guérison définitive et durable. Les résultats obtenus dans les névralgies intercostales et sciatiques, pour ne citer que les plus fréquentes et les plus gênantes, sont toujours très favorables.

Diverses modalités électriques ont servi à traiter la

migraine : elles ont fourni des améliorations très nettes et la disparition en général assez durable de ces malaises.

Parmi les troubles trophiques d'origine nerveuse, la *maladie de Raynaud* a été traitée avec utilité par l'électrothérapie, qui donne des résultats d'autant plus encourageants qu'elle a été commencée plus tôt.

Dans le *mal perforant plantaire*, le traitement électrique a pu se montrer toujours palliatif et souvent curatif.

Le *nervosisme* en général, toutes les *névroses* en particulier ont rencontré dans des diverses méthodes électriques des traitements que rien ne pourrait remplacer.

Tous les troubles qui relèvent d'un nervosisme excessif ou de l'hystérie sont guéris par l'électrothérapie, qui, en même temps qu'elle entraîne une amélioration considérable de l'état général, peut faire disparaître les anesthésies, les hyperesthésies, les algies, les paralysies, les contractures, etc. Dans la *neurasthénie*, l'électricité médicale est à recommander. Dès les premières séances, les malades se sentent mieux vivre. Associée au traitement causal, l'électrothérapie donne chez les neurasthéniques des résultats souvent inespérés et définitifs.

Dans les *tics* et les *myoclonus*, on peut compter sur les modalités électriques pour obtenir soit une grande amélioration, soit une guérison radicale.

Enfin, dans les *crampes professionnelles*, l'électricité entraîne généralement la guérison, mais il faut toujours prévoir une récidive possible qui cède d'ailleurs à la reprise du traitement électrique.

Maladies du système musculaire

Les maladies primitives du système musculaire (*types Charcot, Duchenne, Landouzy-Dejérinne*, etc.) doivent être traitées par l'électrothérapie, qui est seule capable d'arrêter ou de retarder la marche de l'atrophie.

Dans les *atrophies* d'origine traumatique chirurgicale ou articulaire, les résultats donnés par les méthodes électriques sont excellents.

Le *pied plat valgus* (causé par la parésie du long péronnier latéral), le pied creux talus (occasionné par la parésie du triceps sural) sont justiciables de l'électricité, qui apporte un secours précieux aux procédés orthopédiques.

Enfin le *lombago* et le *torticolis* sont très vite guéris par l'électrothérapie.

Maladies de l'appareil respiratoire

Nous avons déjà écrit plus haut qu'un certain nombre de malades en instance de *tuberculose* (anémies prétuberculeuses, tuberculose à son extrême début) se trouvent très améliorés par les traitements électriques qui viennent ici encore compléter, et si heureusement, la thérapeutique, l'hygiène et les régimes utilisés ordinairement en pareil cas. Les tuberculoses torpides, sans fortes fièvres et sans tendances aux hémoptysies, les tuberculoses s'accompagnant d'un basedowisme plus ou moins marqué ou de phénomènes angio-névrotiques, sont également justiciables de l'électrothérapie, dont les contre-indications semblent être jusqu'à présent la fièvre, mais surtout l'hémoptysie.

Dans les *pleurodynies*, les *pleurésies sèches*, la *symphyse pleurale*, les traitements électriques donnent des résultats excellents.

La *paralysie du diaphrame* guérit par ces procédés en douze ou quinze séances.

Enfin, la *coqueluche* soignée par l'*électrothérapie* ne dure guère plus de trois semaines en général.

Maladies de l'appareil génito-urinaire

Certaines *albuminuries fonctionnelles* (sans lésions du parenchyme rénal) guérissent parfaitement par l'électrothérapie.

Employée dans la *rétention d'urine* par paralysie vésicale, dans l'incontinence d'urine chez l'adulte et chez l'enfant, l'électricité donne de beaux succès dans 60 0/0 des cas.

Les *rétrécissements de l'urèthre* sont depuis longtemps traités avec d'excellents résultats par certaines méthodes électriques.

L'électrothérapie a une action très heureuse sur les *névralgies du testicule*, qui préoccupent si vivement le malade. Enfin, utilisée dans l'*impuissance* de cause nerveuse ou produite par un état général défectueux, elle peut donner des résultats plus ou moins rapides suivant les sujets.

Chez la femme, certains prolapsus utérins (sans allongement hypertrophique du col), les douleurs ovariennes, les névralgies pelviennes si fréquentes et si rebelles, sont justiciables de l'électrothérapie, qui, si elle est faite d'une façon assez persévérante, donne de beaux résultats.

Le *prurit vulvaire* guérit dans 70 0/0 des cas sous l'influence des procédés électriques.

Le *vaginisme* est dans quelques cas très amélioré par l'électrothérapie.

Les *troubles de la menstruation*, qui ont chez la femme une si grande importance, relèvent parfois des méthodes électriques. C'est ainsi que les aménorrhées de la puberté, celles d'origine purement nerveuse, celles se produisant chez des femmes obèses, sanguines, arthritiques, sont très utilement traitées par l'électrothérapie ainsi que certaines formes de dysménorrhées.

Ajoutons enfin que l'électricité semble être le meilleur des *galactogènes* connus : on ne devra pas l'oublier lorsque chez une nourrice il faudra rétablir ou augmenter la sécrétion lactée.

Maladies des organes des sens

Les traitements électriques sont utilisés avec succès dans les cas de *paralysie des muscles moteurs de l'œil*, dans les cas *de kératite*, *leucome*, *taies de la cornée*, *opacité du corps vitré*, etc.

Les laryngologistes utilisent l'électrothérapie dans un certain nombre *d'affections* (*anosmie*, *ozène*, *polypes*, etc.).

Dans les *paralysies recurentielles* du larynx, dans les *aphonies* d'origine nerveuse, les résultats fournis par l'électrothérapie sont excellents.

Les *bourdonnements d'oreille*, si tenaces parfois et toujours si gênants, se trouvent généralement très améliorés par les méthodes électriques. Dans les *otites* scléreuses et les otites sèches, on peut essayer avec quelques chances de succès certaines modalités électriques.

Le *vertige auriculaire* enfin est le plus souvent guéri par les traitements électriques suffisamment prolongés.

TROISIÈME PARTIE

LE RAYON X ET L'ÉLECTRICITÉ MÉDICALE DANS LES ACCIDENTS DU TRAVAIL

L'importance prise par les différents procédés électriques dans les expertises consécutives à des accidents du travail est aujourd'hui considérable.

La raison en est simple : ils permettent en effet d'*établir l'existence* d'une lésion, de faire la part de cette lésion elle-même et celle de l'exagération, bref d'éliminer ainsi nombre de sinistroses. D'autre part, ils permettent de prévoir d'une façon suffisamment précise l'avenir de cette lésion et éclairent d'un jour exact le degré même d'incapacité du travail entraîné par cette lésion.

L'ensemble des signes fournis par le radio et l'électrodiagnostic ne peut être en effet modifié en rien par la volonté du blessé : ce dernier, on le comprend, est tout à fait incapable par exemple d'agir sur un segment osseux, sur une articulation pour faire apparaître une lésion sur la plaque radiographique. Serait-il même le plus habile des simulateurs, il est dans l'impossibilité absolue de donner une réaction de dégénérescence à ses nerfs ou à ses muscles.

L'électricité donne donc des preuves absolument irréfutables de l'existence ou de la non-existence d'une lésion, de sa gravité, de son importance, de son degré de curabilité, de son pronostic et de la gêne fonctionnelle qu'elle peut entraîner.

Ces preuves ont l'incontestable supériorité d'être recueillies d'une façon absolument objective en dehors de la volonté du blessé, qui, même s'il y apporte toute sa puissance de simulation, ne peut ni les faire naître, ni les arranger à son gré.

Nous allons maintenant prendre quelques exemples qui feront bien saisir toute l'utilité et toute l'importance des indications et des services rendus par l'électricité médicale et le rayon X dans les *affaires d'accidents* du travail.

Premier exemple. — Voici un homme qui présente à la suite d'un traumatisme survenu au cours de son travail une raideur et une immobilité de l'index droit qui semble bien être une véritable ankylose. L'examen clinique montre en effet que cette raideur du doigt n'est jamais en défaut. Il semble bien qu'il s'agisse d'une infirmité permanente. Pour en être plus certain, une radiographie est faite : celle-ci montre des os en bon état de nutrition et des articulations métacarpo-phalangienne et phalangiennes nettes et sans lésions. L'on peut donc éliminer toute cause osseuse ou articulaire de cette ankylose. Restent donc des lésions possibles des muscles fléchisseurs et extenseurs : un électro-diagnostic pratiqué ne décèle aucune modification anormale dans leurs réponses à l'excitation électrique. Il n'y a donc aucune cause musculaire.

L'on peut dès lors affirmer sans crainte que le blessé est tout simplement un simulateur.

Deuxième exemple. — Un homme ayant subi un traumatisme du pied à l'occasion de son travail prétend depuis lors ressentir des douleurs vives : il boite avec cela et certains mouvements d'extension du pied sur la jambe lui sont impossibles « comme si, dit-il, certains muscles étaient paralysés ».

Ce blessé est soigneusement et largement observé et l'impression qu'il donne n'est pas celle d'un simulateur. Cependant une série de radiographies permet de se rendre compte qu'il ne s'agit ici ni de fractures, ni de luxations. Les articulations examinées radioscopiquement ont un fonctionnement normal. L'électrodiagnostic des muscles et des nerfs intéressés indique qu'ils sont sains et saufs. Il faut conclure de toutes ces précisions que c'est encore là un cas de sinistrose.

Troisième exemple. — Un homme ayant subi un violent traumatisme de l'épaule au cours de son travail prétend ne pouvoir effectuer certains mouvements de cette articulation. Une radiographie est faite : elle montre une articulation saine et nette. On pratique alors l'électrodiagnostic des muscles : le deltoïde présente une réaction de dégénérescence incomplète. Ce muscle ne peut donc fonctionner normalement. Il s'agit là d'une névrite traumatique du nerf circonflexe (plexus brachial), qui, traitée convenablement, peut et doit guérir. L'incapacité de travail que subit le blessé ne peut donc pas être considérée comme définitive (infirmité temporaire). Supposons au contraire que le deltoïde eût présenté une réaction de dégénérescence totale, il s'agirait alors d'un arrachement du nerf circonflexe. La lésion serait définitive et l'incapacité de travail permanente.

Prenons enfin un *dernier exemple* : un employé des chemins de fer, en accrochant deux wagons, est victime d'un traumatisme thoracique. Il se plaint de ressentir parfois quelques douleurs au niveau des côtes, mais surtout d'éprouver une certaine gêne pour respirer. Par la radiographie, on se rend compte qu'aucune côte ne fut fracturée : elles sont toutes normales. Mais la radioscopie montre que même lorsque les mouvements costaux sont les plus étendus, les mouvements du diaphragme ne présentent pas leur amplitude normale (l'homme ne présente cependant aucun signe de tuberculose pulmonaire). Le blessé n'eut donc qu'une contusion très forte ayant entraîné une certaine parésie du diaphragme qui, traitée avec soin, pourra très probablement guérir.

La réduction de la capacité de travail ne semble devoir être que temporaire.

QUATRIÈME PARTIE

LE RAYON X ET L'ÉLECTRICITÉ MÉDICALE EN MÉDECINE ET EN CHIRURGIE DE GUERRE

L'électricité médicale pouvait déjà, avec ses méthodes d'avant-guerre, apporter une aide précieuse à la médecine et à la chirurgie militaires. La lecture des pages précédentes permet de saisir l'importance et la variété des procédés de diagnostic et de traitement susceptibles d'être appliqués sans modifications à de glorieuses blessures. Il semble inutile de les rappeler à cette place. Les grandes et terribles heures de la guerre devaient cependant engager les médecins spécialisés à travailler ces méthodes connues, à les perfectionner et à les simplifier ; elles devaient aussi voir naître de véritables inventions : la plus remarquable, la plus utile au point de vue de la pratique journalière est due au professeur Bergonié, auquel l'électricité médicale est redevable de tant de savantes découvertes et de si nobles progrès.

Repérage et extraction des projectiles

Son électro-vibreur permet de localiser avec la plus parfaite simplicité la situation d'un projectile même de dimensions assez réduites. Il facilite surtout la besogne du chirurgien. Celui-ci est en effet guidé durant toute son intervention par le projectile lui-même qui est animé de mouvements oscillatoires parfaitement perceptibles à travers l'épaisseur des tissus. Cette vibration n'est nullement dangereuse même quand le projectile à extraire est situé dans le voisinage de vaisseaux ou de nerfs.

Cette méthode ne s'applique il est vrai, qu'aux projectiles magnétiques, ce qui représente d'ailleurs 95 0/0 des cas. L'électro-vibreur est un appareil d'une simplicité presque schématique, très robuste, facile à rendre stérile, pouvant être utilisé partout où il existe une source de courant et n'ayant nullement besoin d'être manié par un personnel spécialisé.

Pour compléter et rendre plus pratique encore cette méthode d'une élégance si française, M. le professeur Bergonié a fait construire des instruments de chirurgie ayant les formes usuelles, mais présentant la propriété de ne point entrer en vibration dans le champ de l'électro-vibreur. Les projectiles non-magnétiques — exemple : les balles de shrapnells — sont extraits sous le contrôle répété de l'écran radioscopique, et de préférence dans une salle d'opération éclairée à la lumière rouge suivant la méthode du professeur Bergonié. L'intervention est ainsi menée beaucoup plus rapidement.

Radiodiagnostic

Le radiodiagnostic a trouvé de nombreuses utilisations en chirurgie et en médecine de guerre. Les méthodes d'avant-guerre basées sur la radioscopie ou la radiographie, et permettant le repérage exact d'un projectile (direction, profondeur, etc.), ont été très perfectionnées.

La plupart de ces procédés donnent d'excellents résultats. Certains sont extrêmement simples (celui du professeur Réchou par exemple), d'autres plus complexes demandent un outillage spécial ou bien exigent soit l'établissement d'une épure, soit l'utilisation de formules mathématiques.

La radioscopie a rendu les plus grands services dans un grand nombre de cas. Sur le front par exemple, elle a permis de faire un triage rapide entre les hommes simplement surmenés et ceux porteurs de lésions tuberculeuses ; à l'arrière, elle a été également utilisée dans le même but en des centres spéciaux.

Radiothérapie

Elle a été utilisée avec succès dans le traitement des lésions nerveuses. Le travail de cicatrisation est activé et on obtient en général par cette méthode une régénération plus complète et plus rapide du nerf intéressé (Hesnard).

Électrodiagnostic

L'électrodiagnostic trouve chez les blessés de guerre une excellente application. En outre de ses indications ordinaires, il permet de renseigner le chirurgien en vue d'une intervention possible. Il permet aussi de faire la part de la simulation, de l'hystérotraumatisme, enfin de fournir des bases sérieuses aux commissions de réforme.

L'*électrothérapie* a trouvé un large emploi dans le traitement des diverses lésions (musculaires, nerveuses, articulaires, etc.) si fréquentes chez les blessés soit qu'elles soient primitives, soit qu'elles représentent une complication.

TABLE DES MATIÈRES

Pages

Avant-Propos 7

PREMIÈRE PARTIE

LE RAYON X EN MÉDECINE

I. — **Le radiodiagnostic** 9
A. — *La radioscopie* 10
Appareil respiratoire 10
Appareil circulatoire 11
Appareil digestif 12
B. — *La radiographie* 13

II. — **La radiothérapie** 15
Cancers 16
Fibrome 17
Affections de la peau 18
Affections du système lymphatique 18
Goitre exophtalmique 19
Affections du système nerveux 19

DEUXIÈME PARTIE

L'ÉLECTRICITÉ MÉDICALE

I. — **L'électrodiagnostic** 20
II. — **L'électrothérapie** 22
Maladies de la nutrition 24
Maladies du système articulaire et osseux 27

Pages

Maladies de l'appareil circulaire.................. 28
Maladies de l'appareil digestif.................. 29
Maladies du système nerveux moteur et sensitif... 31
Maladies du système musculaire.................. 34
Maladies de l'appareil respiratoire.................. 34
Maladies de l'appareil génito-urinaire.................. 35
Maladies des organes des sens.................. 36

TROISIÈME PARTIE

LE RAYON X ET L'ÉLECTRICITÉ MÉDICALE DANS LES ACCIDENTS DU TRAVAIL.................. 37

QUATRIÈME PARTIE

LE RAYON X ET L'ÉLECTRICITÉ MÉDICALE EN MÉDECINE ET EN CHIRURGIE DE GUERRE.................. 40

Repérage et extraction des projectiles.................. 41
Radiodiagnostic.................. 42
Radiothérapie.................. 42
Électrodiagnostic.................. 43

TOURS. — IMPRIMERIE DESLIS FRÈRES ET Cie, 6, RUE GAMBETTA.

www.ingramcontent.com/pod-product-compliance
Ingram Content Group UK Ltd.
Pitfield, Milton Keynes, MK11 3LW, UK
UKHW022141190726
13855UKWH00003B/1279